Thonon Diät

Wie Sie mit den leckersten Rezepten
schnell abnehmen und Ihr Gewicht
langfristig halten

*inkl. 14-Tage-Ernährungsplan für die
Abnehm- und die Stabilisierungsphase*

Franziska Meisler

INHALT

Das erwartet Sie in diesem Buch

D er Sommer kommt und der neue Bikini kneift noch immer? Die lang ersehnte Hochzeit steht vor der Tür und das Kleid sitzt noch etwas zu eng? Der After-Baby-Body ist schon in greifbarer Nähe, doch die letzten paar Kilos wollen einfach nicht purzeln? Dann darf ich Ihnen gratulieren, denn mit Hilfe dieses Buches werden Sie es zu Ihrem ganz persönlichen Wohlfühlgewicht schaffen und das in kürzester Zeit. Um genau zu sein, in nur 14 Tagen.

Die Thonon-Diät macht´s möglich. Zehn Kilo in zwei Wochen ist das Versprechen der neuen High Protein-Diät. Diese Zwei-Phasen-Diät ist keine Zauberei, sondern vielmehr folgt sie einer sehr simplen Formel: Viel Protein in Kombination mit wenig Kalorien und der Verzicht auf Kohlenhydrate und Fett sind während der Thonon-Diät Ihr persönlicher Schlüssel zum Erfolg. Und dank des speziell konzipierten Zwei-Phasen-Plans gibt es all das ganz ohne Jo-Jo-Effekt!

Klingt zu gut, um wahr zu sein? – Keineswegs! In diesem Ratgeber erfahren Sie zunächst, wie genau Abnehmen im Allgemeinen funktioniert und bekommen anschließend alle wichtigen Informationen zum Hintergrund der Thonon-Diät. Darüber hinaus erlangen Sie einen genauen Überblick darüber, wie die Praxis der Thonon-Diät explizit aussieht und wie die beiden Phasen der Diät ablaufen.

Ein spezieller Ernährungsplan sorgt zudem dafür, dass während der 14-tägigen Abnehmphase nichts schief gehen kann. Für die anschließende Stabilisierungsphase stehen Ihnen verschiedene Rezepte zur Verfügung, die allesamt diätkonform und dennoch leicht und lecker sind.

Des Weiteren bekommen Sie wertvolle Tipps und Tricks an die Hand, die Ihnen dabei helfen werden, die Thonon-Diät erfolgreich durchzuführen.

Holen Sie den Bikini aus dem Schrank und legen Sie das Hochzeitskleid bereit, denn einen schnelleren Weg zum Erfolg als die Thonon-Diät gibt es kaum.

Einführung: Der Weg zum Wohlfühlgewicht

Jeder kennt es: Der flüchtige Blick, den man im Vorbeigehen in den Spiegel wirft und die Gedanken, die sich unweigerlich in den Kopf mogeln.

Wenn doch nur das kleine Röllchen hier nicht wäre. Wenn die Wangenknochen doch etwas schmaler wären, der Po etwas runder, der Bauch etwas flacher und das Doppelkinn etwas kleiner ...

Ich denke, kaum jemand ist gänzlich frei von diesen Gedanken, die sich spätestens im Frühjahr vermehrt in unseren Kopf einsiedeln.

Und anstatt den Kopf in den Sand zu stecken, den zehnten Dominostein zu Weihnachten zu hinterfragen und das Stück Schwarzwälderkirschtorte letzten Sonntag zu bereuen, sollten wir uns fragen, woher dieser Gedankengang kommt.

In einer Zeit, in der Printmedien und vor allem auch digitale Medien zu unserem Alltag gehören, werden wir mehr von ihnen geprägt denn je. Dabei wollen wir uns doch einfach nur wohlfühlen. Wir wollen in den Spiegel gucken und zufrieden sein. Niemand sonst. Nur wir. Einzig und allein wir müssen uns mit unserer Figur und unserem Gewicht wohlfühlen.

Doch wann fühle ich mich wohl? Und was ist dieses Wohlfühlgewicht überhaupt?

Unter dem Wohlfühlgewicht wird erst einmal ganz grundlegend das Körpergewicht verstanden, mit dem sich eine Person wohlfühlt. Es fällt individuell unterschiedlich aus und wird zudem von verschiedenen Faktoren beeinflusst.

Das Wohlfühlgewicht ist also vollkommen subjektiv und kann beispielsweise bei zwei Personen des gleichen Geschlechts, des gleichen Alters und der gleichen Größe vollkommen unterschiedlich wahrgenommen werden. Sofern keine zusätzlichen gesundheitlichen Risikofaktoren wie zum Beispiel ein erhöhter Blutdruck, Cholesterin- oder Blutzuckerspiegel vorliegen, muss das Wohlfühlgewicht nicht zwingend dem auf BMI-Werten basierenden Normalgewicht entsprechen.

Das Wohlfühlgewicht kann also auch bei einem leicht erhöhten oder etwas zu geringen BMI empfunden werden.

Was ich Ihnen damit sagen möchte, ist, dass Sie fernab von medialer Beeinflussung, vorhandenen Schönheitsidealen oder der Meinung der besten Freundin oder des besten Freundes herausfinden sollten, wo Ihr ganz persönliches Wohlfühlgewicht liegt und entsprechend dieses Wunsches handeln.

Denn erst, wenn Sie wissen, wohin die Reise gehen soll, können wir hier beginnen, sie gemeinsam zu gehen.

Sie wissen nun, wo Sie Ihr ganz eigenes Wohlfühlgewicht sehen, doch Sie wissen noch nicht, wie Sie es erreichen?

An diesem Punkt setzen viele Diäten an. Schlank über Nacht – wer wünscht sich das nicht?

Ob „Verlieren-Sie-in-3-Tagen-3-Kilo", „Schlank-in-24-Stunden" oder die berühmte „8-Stunden-Diät", es gibt viele Crashdiäten, die genau das versprechen: maximale Gewichtsreduktion in minimaler Zeit. Und daran ist natürlich auch im ersten Moment nichts falsch, denn sind wir mal ehrlich: Warum den langen Weg gehen, wenn man auch in sehr viel kürzerer Zeit zum Ziel kommen kann?

Genau aus diesem Grund sind die sogenannten Crashdiäten hoch im Kurs.

Doch was ist eine Crashdiät überhaupt?

Per Definition geht es bei einer Crashdiät darum, möglichst viel Gewicht in einem möglichst kleinen Zeitfenster abzunehmen. Es ist also keine Ernährungsumstellung, die dauerhaft praktiziert werden kann, sondern eine kurzfristige Veränderung der Nahrungsaufnahme in Bezug auf Inhalt und Menge, welche meist über einen Zeitraum von maximal sieben bis vierzehn Tagen praktiziert werden sollte.

Ein Trend, der immer wieder daraus hervorkommt, sind „Monodiäten". Hierbei ernährt man sich über einen festgelegten Zeitraum nur von einem bestimmten Lebensmittel und das zu allen drei Mahlzeiten des Tages. Ein bekanntes Beispiel hierfür ist die Ananas-Diät oder auch die Kohlsuppen-Diät.

Wie gesund diese Diätform ist, sei jedoch dahingestellt, da durch die Einseitigkeit im Speiseplan einerseits wichtige Nährstoffe fehlen können und andererseits auch der Heißhunger auf „mal was anderes" gefährlich werden kann.

Wie funktioniert eine Crashdiät?

Wie es bereits der Name verspricht, verliert man bei

dieser Diätform häufig sehr schnell an Gewicht, was sie zunächst sehr effektiv erscheinen lässt.

Zu erwähnen ist jedoch, dass es sich bei dem verlorenen Körpergewicht meist nicht um Körperfett handelt, sondern viel eher um Wasser oder schlimmer noch um Muskelmasse.

Letzteres hat noch einen weiteren Nachteil, denn wenn man Muskelmasse verliert, verliert man zusätzlich auch noch wertvolle Proteine, die in den Muskeln enthalten sind.

Welche Nachteile birgt eine Crashdiät?
Einer der größten Nachteile einer Crashdiät ist der sogenannte Jo-Jo-Effekt.

Ein Jo-Jo-Effekt tritt häufig nach der Beendigung einer Diät auf und wird durch die Ernährungsumstellung während einer Diät ausgelöst. Hierbei wurde beispielsweise die Nahrungsaufnahme in der Menge oder Art während der Diät stark begrenzt, nach erfolgreichem Abschluss dieser Diät verfällt man jedoch in die vorherige, vermutlich ungesunde Ernährungsform zurück. Als Folge dessen nimmt man die verlorenen Kilos direkt wieder zu und der eigentliche Abnehmerfolg ist zerstört.Es ist also ein Rauf und Runter des Körpergewichts, ähnlich der Bewegung eines Jo-Jos, welches auch der Namensgeber dieses Effektes ist.

Wie man sieht, sind also Crashdiäten effektiv, aber

haben häufig auch ihre Nachteile durch monotone Speisen, Muskelabbau und dem unliebsamen Jo-Jo-Effekt.

Und genau an diesem Punkt setzt die Thonon-Diät an.

Die Thonon-Diät – so funktioniert's

Ihren Ursprung soll die Thonon-Diät im französischen Kurort Thonon-les-Bains haben, die gleichzeitig auch Namensgeber ist. Hier soll die High Protein-Diät von einem Arzt entwickelt worden sein, der seinen Patienten eine einfache und effektive Methode zum Abnehmen ermöglichen wollte. Wer genau dieser Arzt ist, ist allerdings unklar.

Um zu verstehen, wie genau die Thonon-Diät funktioniert, schauen wir uns zunächst einmal genau an, wie man eigentlich abnimmt beziehungsweise was genau in unserem Körper passieren muss, damit wir abnehmen.

Anders als man vermuten könnte, geht es nicht zwangsläufig darum, bestimmte „schlechte" Lebensmittel wegzulassen oder besonders viel „gute" zu verzehren, es geht nicht darum, besonders viel Cardiooder Kraftsport zu absolvieren, sondern das ganz simple Zauberwort lautet „Kaloriendefizit".

Wir nehmen einzig und allein dadurch ab, dass wir mehr Kalorien verbrauchen, als wir zu uns nehmen.

Hierbei können natürlich bestimmte Lebensmittel und auch Sport helfen, jedoch sind sie allein nicht der Auslöser für ein Kaloriendefizit und daraus resultierenden Gewichtsverlust.

Um effektiv abnehmen zu können, muss man also wissen, wie hoch der eigene Kalorienbedarf ist und die Ernährung so anpassen, dass ein Defizit zwischen Aufnahme und Verbrauch entsteht.

Und damit dieses Defizit entstehen kann, gibt es verschiedene Grundsätze, nach denen man seine Ernährung auslegen kann.

Die Thonon-Diät verbindet zwei dieser wichtigen Grundsätze: Low Carb (wenig Kohlenhydrate) und Low Fat (wenig Fett), was unweigerlich zu Low Calorie (wenig Kalorien) führt und kombiniert dies dann mit High Protein (viel Eiweiß).

Im Folgenden schauen wir uns alle vier Elemente an, um genau zu verstehen, was die nächsten 14 Tage in unserem Körper passieren wird und inwiefern uns das hilft, unser persönliches Wohlfühlgewicht zu erreichen.

LOW CARB

Bei der Low Carb-Ernährung geht es vereinfacht gesagt darum, möglichst wenig Kohlenhydrate zu sich zu nehmen, wobei man bei einem Wert von weniger als 100 g Kohlenhydraten pro Tag von einer Low Carb-Diät spricht.

Kohlenhydrate machen den größten Bestandteil in der Nahrung aus und bestehen aus Zuckermolekülen, weshalb sie oftmals einfach mit Zucker gleichgesetzt werden und deshalb einen eher schlechten Ruf genießen.

Ziel ist es also, je nach Low Carb-Ernährungsmodell, eine bis alle Mahlzeiten mit so wenig Kohlenhydraten wie möglich zuzubereiten, währenddessen Fette und Proteine nahezu uneingeschränkt konsumiert werden dürfen.

Dies soll zur Folge haben, dass die benötigte Energie aus den vorhandenen Fettreserven gezogen wird, wodurch man letztendlich abnimmt und an Körpergewicht und -fett verliert.

Da Low Carb erwiesenermaßen funktioniert, um eine Gewichtsreduktion herbeizuführen, steigen immer mehr Lebensmittelhersteller auf diesen Trend mit auf, was dazu führt, dass es inzwischen in fast jedem

Supermarkt eine wachsende Zahl von Low Carb-Produkten gibt. Von Schokolade über Eis, Pasta und Pizza ist alles dabei, was es den Konsumenten durchaus erleichtert, eine Low Carb basierte Ernährung möglichst alltagsnah durchführen zu können.

Nun ist es so, dass Kohlenhydrate in fast jedem Lebensmittel zu finden sind, weshalb man auch während einer Low Carb-Diät nicht vollkommen um Kohlenhydrate herum kommt.

Da Kohlenhydrate wichtige Energielieferanten sind und darüber hinaus als elementarer Treibstoff für Hirn und Muskeln gelten, sollten sie auch bei einer auf Low Carb basierenden Ernährung niemals komplett gemieden werden. Stichwort: Es heißt LOW Carb und nicht NO Carb.

Dennoch können wir hierbei auf die „Qualität" der zu konsumierenden Kohlenhydrate achten.

Ein kleines Beispiel:

In 100 g Vollkornreis (roh) sind 72 g Kohlenhydrate.

In 100 g Vollmilchschokolade sind 59g Kohlenhydrate.

Da bei einer Low Carb-Diät bis zu 100 g Kohlenhydrate pro Tag erlaubt sind, könnte man natürlich glauben, dass es klüger wäre, die Schokolade zu essen. Schließlich sind ja immerhin weniger Kohlenhydrate enthalten als im Vollkornreis.

Doch Achtung: Kohlenhydrate sind nicht gleich Kohlenhydrate. Man unterscheidet bei Kohlenhydraten generell zwischen einfachen und komplexen Kohlenhydratketten.

Im Vollkornreis sind die sogenannten komplexen Kohlenhydrate. Diese findet man unter anderem auch in Nudeln, Kartoffeln, Brot und anderen Getreideprodukten.

In der Schokolade sind die einfachen Kohlenhydrate enthalten, ebenso wie zum Beispiel in Keksen und Süßigkeiten, aber auch in Obst.

Beide Arten von Kohlenhydrate werden vom Körper grundsätzlich in das Gleiche umgewandelt, nämlich in Glukose. Der entscheidende Unterschied liegt hierbei jedoch in der Geschwindigkeit. Die komplexen Kohlenhydrate werden langsamer in Form von Glucose im Blut aufgenommen als die einfachen Kohlenhydrate.

Durch die Aufnahme der Glukose steigt wiederum der Blutzuckerspiegel, was zu einer Insulinausschüttung führt. Das Insulin wiederum ist ein Stoffwechselhormon, das dafür sorgt, dass die Glukose dann in die Zellen transportiert und als Glykogen gespeichert wird.

Solange dieser gesamte Vorgang abläuft, kann der Körper nicht an seine eigenen Fettdepots gelangen und somit werden auch nicht die unliebsamen Fettreserven angegriffen.

Eine in den „*Annals of Internal Medicine*" veröffentlichte Studie aus dem Jahr 2014 hat hierzu die Low Carb-Methode eingehend untersucht.

Lydia Bazzano und ihr Team untersuchten an der Tulane-University in New Orleans 148 adipöse Probanden.

Hieraus ergaben sich neue Hinweise darauf, dass Low Carb-Diäten beim Gewichtsverlust sehr effektiv sind. Doch nicht nur das: Darüber hinaus habe eine Low Carb basierende Ernährung auch nachweislich positive Auswirkungen auf den Stoffwechsel, die Cholesterinwerte und ebenfalls für die Herzgesundheit.

Die 148 Studienprobanden, welche nach dem Zufallsprinzip aufgeteilt wurden, ernährten sich unterschiedlich. Gruppe A ernährte sich nach dem Low Fat-Prinzip und mied demnach fetthaltige Lebensmittel, während Gruppe B sich nach dem Low Carb-Prinzip ernährte und kohlenhydrathaltige Lebens–mittel vermied. Eine ausdrückliche Forderung an die Studienteilnehmer war, sich nicht mehr zu bewegen als zuvor, damit das Ergebnis nicht durch plötzlich begonnenen Sport verfälscht werden konnte. Die Low Carb-Gruppe durfte über die Dauer von zwölf Monaten nur maximal 40 Gramm Kohlenhydrate am Tag zu sich nehmen. Diese erlaubte Menge unterschritt den bisher üblichen

Verzehr der Probanden um ein Sechsfaches, was erklärt, weshalb 20 Prozent der Probanden abgebrochen haben und die Studie nicht erfolgreich abschließen konnten.

Die Probanden der Low Fat-Gruppe verloren durch Ernährungsumstellung und die damit verbundene Fettreduzierung im Schnitt 1,8 Kilo innerhalb der zwölf Monate. Betrachtet man dieses Ergebnis in Hinblick auf den Abnehmwunsch der Probanden, ist dies ziemlich wenig.

Deutlich erfolgreicher schnitten die Kandidaten der Low Carb-Gruppe ab: Sie verloren innerhalb der vorgegebenen zwölf Monate durchschnittlich 5,3 Kilo. An dieser Stelle sei zu erwähnen, dass dieser Abnehmerfolg noch ziemlich hoch ist, wenn man bedenkt, dass die meisten Probanden sich während dieses Jahres noch nicht einmal dauerhaft an die strikten Vorgaben der Kohlenhydrat-Aufnahme gehalten hatten.

Merke: Low Carb-Diät bedeutet weniger als 100 g Kohlenhydrate pro Tag, wobei diese vorzugsweise in Form von komplexen Kohlenhydraten aufgenommen werden sollten.

LOW FAT

Bei der Low Fat-Ernährung geht es vereinfacht gesagt darum, möglichst wenig Fett zu sich zu nehmen, wobei man bei einem Wert von nicht mehr als 60 g Fett pro Tag von einer Low Fat-Ernährung spricht.

Bei einer Low Fat-Diät darf die maximale Tageszufuhr einen Wert von 30 g Fett nicht überschreiten.

Das Motto lautet also: Fett sparen, wo auch immer es geht.

Auch wenn bei der Low Fat-Diät grundsätzlich kein Lebensmittel komplett verboten ist, sofern die 30-Gramm-Fettgrenze eingehalten wird, sollte man auch hierbei zwischen den Fetten unterscheiden.

Ein kleines Beispiel, wie wir auch hier wieder auf die „Qualität" der Fette achten sollten, die wir zu uns nehmen:

In 100 g Schwarzwälderkirschtorte sind im Schnitt 15 g Fett enthalten.

In 100 g Erdnüssen sind 49 g Fett enthalten. Rein von den Zahlen her wäre die Torte also die bessere Wahl, da sie weniger Fett enthält als die Nüsse, jedoch müssen wir hier beachten, dass es sich dabei größtenteils um gesättigte Fettsäuren handelt, während in den Nüssen ungesättigte Fettsäuren vorhanden sind.

Der Körper benötigt diese unter anderem als Bestandteil für die Zellmembranen und darüber hinaus sorgen sie auch dafür, dass eben diese flexibel und durchlässig bleiben.

Ein weiteres Organ, das ebenfalls zu einem großen Teil aus Fett besteht, ist unser Gehirn. Die „Docosahexaensäure" ist beispielsweise eine ungesättigte Fettsäure, die als wichtigste Fettsäure des Gehirns gilt.

Allgemein gelten mehrfach ungesättigte Fettsäuren als entzündungslindernd, sind Vorstufen von Hormonen oder unterstützen die körperinterne Zellteilung.

Träger dieser gesunden Fette sind unter anderem Fische wie zum Beispiel Lachs, Thunfisch oder Hering, die darüber hinaus auch noch wertvolles Omega 3 enthalten.

Gleiches gilt für Nüsse und Mandeln oder auch für kaltgepresste, pflanzliche Öle.

Doch auch bei diesen „guten Fetten" muss die bei einer Low Fat-Diät vorgegebene Fettobergrenze eingehalten werden. Vorteile einer Low Fat-Diät sind also, dass man größtenteils eine ausgewogene Kost und eine vollwertige Ernährung mit viel Obst, Gemüse, Fleisch und Fisch praktizieren kann. Dennoch werden durch die 30-Gramm-Regelung sehr gesunde Lebensmittel, die gleichzeitig viele Vitamine und Mineralien beinhalten, ausgeschlossen, sodass die meisten Nüsse, Mandeln und beispielsweise auch Avocados bei einer Low Fat-Diät nicht konsumiert werden dürfen.

Merke: Low Fat-Diät bedeutet maximal 30 g Fett pro Tag, wobei diese vorzugsweise in Form von ungesättigten Fettsäuren aufgenommen werden sollten.

LOW CALORIE

Sowohl aus einer Low Carb- als auch aus einer Low Fat-Diät ergibt sich in der Regel automatisch eine Low Calorie-Diät.

Wie wir bereits wissen, ist es für einen Gewichtsverlust zwingend notwendig, den Körper in ein Kaloriendefizit zu bringen, also mehr Kilokalorien zu verbrauchen, als man zu sich nimmt. Dieser Verbrauch setzt sich grundsätzlich aus dem Grund–verbrauch, einem potentiellen Training und möglichen Tagesaktivitäten zusammen.

Bei einer Low Calorie-Ernährung wird oftmals vorgeschlagen, mit der täglichen Tageszufuhr an Kilokalorien ca. 300 - 500 kcal unter dem täglichen Verbrauch zu liegen. Bei strengeren Low Calorie-Diäten ist die vorgegebene Differenz oftmals noch größer, da durch eine möglichst kleine Menge an Nahrung schnellere Ergebnisse erreicht werden sollen.

Ein Beispiel hierfür ist die Very Low Calorie-Diätform.

Diese Diätform findet sich in mehreren Diäten wieder und erlaubt eine tägliche Kalorienzufuhr von maximal 800 kcal.

Zur Orientierung: Für eine durchschnittliche Frau wird als Richtwert ca. 2.000 kcal pro Tag genannt und ein durchschnittlicher Mann benötigt laut Richtwert ca. 2.500 kcal täglich.

Anhand dieses Richtwertes wird bereits bewusst, wie stark verringert die Nahrungsaufnahme bei einer maximalen Kalorienzahl von 800 kcal pro Tag ist. Durch diese extreme Verringerung ist ein sehr starker Gewichtsverlust in sehr kurzer Zeit möglich.

Rein rechnerisch geht man bei 3.500 kcal Defizit von einem Fettverlust von ca. 500 g aus. Die eben im Beispiel erwähnte Frau, deren täglicher Kalorienbedarf bei ca. 2.000 kcal liegt, ist demnach also täglich mit 1.200 kcal im Defizit. Führt man diese Rechnung weiter, ergibt sich ein wöchentliches Defizit von 8.400 kcal, was wiederum bedeutet, dass sie in einer Woche ca. 1,5 kg Fett verbrennt.

Anhand dieser Hochrechnung wird deutlich, dass eine solche Very Low Calorie-Diät eine sehr effektive, aber auch sehr extreme Diätform darstellt und deshalb nicht von jedem Menschen praktiziert werden kann oder sollte.

Eine Very Low Calorie-Diät ist ausdrücklich **nicht** für Frauen in der Schwangerschaft oder Stillzeit geeignet. Auch Kinder und Menschen, die bereits unter bestimmten Vorerkrankungen leiden, sollten diese Diät in keinem Fall praktizieren.

Personen ab dem 50. Lebensjahr wird empfohlen, eine solche Diät nur nach Absprachen mit einem Arzt durchzuführen.

> *Merke: Very Low Calorie-Diät bedeutet maximal 800 kcal pro Tag, wobei die Art der Kalorienzufuhr nicht weiter vorgeschrieben wird.*

HIGH PROTEIN

Bei der High Protein-Ernährung geht es vereinfacht gesagt darum, möglichst viel Eiweiß zu sich zu nehmen, wobei man bei einem Wert von mehr als 2 g Protein pro Kilogramm Körpergewicht von einer High Protein-Diät spricht.

Mehrere Gründe sprechen dafür, dass eine High Protein-Diät ein idealer Begleiter auf dem Weg zum Gewichtsverlust ist: Zum einen sättigt Eiweiß viel effektiver als Kohlenhydrate und Fett, sodass man nachweislich weniger Hunger verspürt und demnach auch seltener isst.

Zum anderen verbraucht Eiweiß bei der Verdauung mehr Energie als es bei der Verdauung von Fett oder auch Kohlenhydraten der Fall ist, was zur Folge hat, dass man allein durch die Verdauung des Proteins ca. 19 bis 25 % kcal der angegebenen Kalorienmenge eines Proteinproduktes abziehen kann.

Darüber hinaus kommt es durch die erhöhte Aufnahme von Protein nicht zu den üblichen Heißhungerattacken, da die geringe Kohlenhydratzufuhr zu einem sehr konstanten Insulinspiegel führt.

Die europäische Diogenes-Ernährungsstudie belegte beispielsweise anhand von 770 Familien, dass der Verzehr von eiweißreichen Lebensmitteln dabei hilft, das Wunschgewicht dauerhaft zu halten. Hierbei zeigte sich, dass Teilnehmer, die durch ihre Ernährung mehr als 20 Prozent der Kilokalorien aus Proteinen bezogen und ergänzend hierzu Lebensmittel mit einem niedrigen glykämischen Index wie beispielsweise Vollkornprodukte und Gemüse bevorzugten, ihren Gewichtsverlust auch sechs Monate später noch mühelos beibehalten konnten.

Eine High Carb-Diät beugt zudem einem weiteren, weitverbreiteten Problem vor: Dem Muskelabbau innerhalb einer Diätphase. Während einer normalen Diät, bei der kein zusätzliches Eiweiß zugeführt wird, kann es passieren, dass der Körper beginnt, die Muskeln abzubauen, da aus den darin vorhandenen Aminosäuren Energie gewonnen werden kann. Führt man dem Körper nun aber eine erhöhte Menge an Protein zu, wird dieser Vorgang extrem verlangsamt und teils sogar ganz gestoppt.

Falls man sich also für eine High Carb-Diät entscheidet, lautet die Devise oftmals „Low Carb und High Protein", da der Körper durch die wenigen Kohlenhydrate ein Kaloriendefizit schafft, das von der erhöhten Eiweißzufuhr unterstützt und verstärkt wird.

Wie auch bei der klassischen Low Carb-Diät sollte hierbei auf die Art der Kohlenhydrate geachtet werden, sodass weiterhin komplexe Kohlenhydrate bevorzugt werden sollten.

Doch auch bei Proteinen gibt es erneut Unterschiede, die man beachten sollte.

Anhand ihrer biologischen Wertigkeit lässt sich nämlich die Qualität von Eiweißen bestimmen.

Diese biologische Wertigkeit gibt an, wie effektiv das aufgenommene Eiweiß vom Körper verwertet werden kann und je höher die Menge des körpereigenen Proteins ist, das er aus dem konsumierten Eiweiß gewinnen kann, desto höher ist die biologische Wertigkeit.

Obwohl wir bei Eiweiß oftmals direkt an Eier, Milchprodukte und Fleisch, also an tierische Proteine denken, sind diese nicht zwangsläufig gut geeignet. Denn obwohl sie von unserem Körper gut aufgenommen werden können, sind diese Lebensmittel oftmals sehr reich an Cholesterin und gesättigten Fettsäuren.

Dem gegenüber stehen die pflanzlichen Proteine,

die die meisten von uns ohne vorherige Recherche gar nicht so häufig auf dem Speiseplan haben. Denn das in Hülsenfrüchten, Gemüse und auch in verschiedenen Getreidearten vorkommende Eiweiß ist voll von gesunden, ungesättigten Fettsäuren. Darüber hinaus ist es auch noch überwiegend cholesterinfrei und gilt zudem als wertvoller Lieferant für Ballaststoffe, welche nachweislich gut für die Verdauung sind und zu einer gesunden Darmflora beitragen.

Ideal für den Muskelaufbau oder -erhalt ist eine ausgewogene Mischung aus pflanzlichen sowie tierischen Eiweißen. Hierfür eigenen sich insbesondere Quinoa, Soja und Leinsamen sowie Hülsenfrüchte und Nüsse als Bezugsquelle für pflanzliches Eiweiß. Tierische Eiweißquellen sind Fisch, fettarme Milchprodukte und Eier sowie mageres und vorzugsweise weißes Fleisch.

Doch Achtung, auch diese Form der Diät ist nicht für jeden geeignet. Menschen, die an einer Nierenerkrankung leiden, sollten diese Diät nur nach Rücksprache mit ihrem Arzt durchführen, da bei dieser Vorerkrankung explizit auf die maximale Proteinaufnahme pro Tag geachtet werden muss und der Maximalwert in der Regel nicht überschritten werden darf.

> *Merke: High Protein-Diät bedeutet 2 g Protein pro Kilogramm Körpergewicht pro Tag, wobei auf die biologische Wertigkeit des Eiweiß' geachtet werden sollte.*

LOW CARB + LOW FAT + LOW CALORIE + HIGH PROTEIN = THONON-DIÄT

Wir haben nun alles über die vier wichtigen Elemente der Thonon-Diät erfahren und es liegt auf der Hand, dass eine Kombination aus allen vieren eine sehr effiziente und sehr strenge Diätform darstellt, die aber maximalen Erfolg verspricht.

Genau dort knüpft die Thonon-Diät nämlich an. Sie ist eine Art Crash-Diät, die es ermöglichen soll, in kurzer Zeit möglichst viel abzunehmen, mit der Anschlussbedingung, diesen Zustand auch halten zu können.

Es handelt sich nicht um eine langfristige Ernährungsumstellung, sondern ist eine Diätform, die nur für den kurzfristigen Einsatz von 14 Tagen konzipiert ist.

Die Thonon-Diät teilt sich in zwei Phasen auf, wovon die erste Phase die eigentliche „Abnehmphase" ist und die zweite Phase als „Stabilisierungsphase" bezeichnet wird, deren Sinn es ist, das verlorene Gewicht ohne typischen Jo-Jo-Effekt halten zu können.

Die Chancen auf Erfolg sind bei der Thonon-Diät extrem groß, wobei die Chance auf Erfolg weiter steigt, je größer das Ausgangsgewicht ist. Ein Tipp an dieser Stelle ist es, den Erfolg vor dem Abnehmen zu definieren und an dieser Stelle noch einmal explizit zu unterscheiden zwischen dem kurz- und dem langfristigen Erfolg.

Der kurzfristige Erfolg der Thonon-Diät ist bei einem Menschen mit Normalgewicht nahezu gewährleistet.

Hierbei variieren die Erfolge je nach Ausgangsgewicht zwischen zwei bis hin zu zehn Kilogramm Gewichtsabnahme nach 14 Tagen der Thonon-Diät.

Der langfristige Erfolg der Thonon-Diät hingegen ist nicht zwangsläufig garantiert. Oftmals tritt hier kurz nach erfolgreichem Abschluss der Diät der klassische Jo-Jo-Effekt ein und zerstört den kurzzeitigen Erfolg, woraus teilweise sogar resultiert, dass einige Menschen nach der Diät noch schwerer sind als vorher.

Um diesem Effekt vorzubeugen, gibt es in der Thonon-Diät die Stabilisierungsphase, die helfen soll, das gewünschte Gewicht zu halten. Wenn diese Stabilisierungsphase diszipliniert eingehalten und über die vorgegebene Dauer angewandt wird, bestehen sehr gute

Chancen, dass kein Jo-Jo-Effekt eintritt und die Thonon-Diät auch einen langfristigen Erfolg zu Buche schlägt.

Doch auch hier noch einmal der Hinweis: Diese Diätform ist nur für gesunde Menschen geeignet. Für schwangere und stillende Frauen sowie Kinder ist diese Diätform nicht geeignet.

Menschen mit Vorerkrankungen oder generell eingeschränkter Gesundheit sollten die Thonon-Diät nur nach Rücksprache mit ihrem Arzt durchführen.

Die Praxis: In 14 Tagen zum Erfolg

DIE ABNEHMPHASE

Wie der Name es verrät, ist dies die Phase, in der die eigentliche Abnahme erfolgt. Die Abnehmphase dauert 14 Tage lang und hat strenge Regeln.

Erlaubt sind 600 - 800 kcal pro Tag, aufgeteilt auf drei Mahlzeiten.

Hierbei wird komplett auf Kohlenhydrate verzichtet und auch Fett wird auf ein Minimum reduziert. Bevorzugte Lebensmittel sind solche, die einen möglichst hohen Eiweißgehalt haben, da Eiweiß oder auch Protein einen positiven Effekt auf die Muskulatur hat und zudem Heißhungerattacken verringern soll. Darüber hinaus soll ein hoher Gehalt an Protein in der

Ernährung den Jo-Jo-Effekt vermeiden.

Ein Ernährungsplan für die kommenden zwei Wochen sieht laut Thonon-Diät idealerweise so aus:

Tag 1:
Zum Frühstück: Kaffee (ohne Milch, ohne Zucker) oder Tee (ohne Zucker)
Zum Mittagessen: 2 gekochte Eier, gedünsteter Spinat nach Belieben (ungesalzen)
Zum Abendessen: 1 großes gegrilltes Steak oder wahlweise 3 kleine Hacksteaks mit Salat nach Belieben

Tag 2:
Zum Frühstück: Kaffee (ohne Milch, ohne Zucker) oder Tee mit etwas Milch (ohne Zucker)
Zum Mittagessen: 1 großes Steak mit Salat und Tomaten und dazu Obst nach Belieben
Zum Abendessen: Gekochter Schinken nach Belieben

Tag 3:
Zum Frühstück: Kaffee (ohne Milch, ohne Zucker) oder Tee (ohne Zucker), dazu eine Scheibe Vollkornbrot
Zum Mittagessen: Salat und Tomaten nach Belieben, dazu 2 gekochte Eier
Zum Abendessen: Salat nach Belieben und dazu gekochter Schinken

Tag 4:

Zum Frühstück: Kaffee (ohne Milch, ohne Zucker) oder Tee (ohne Zucker), dazu eine Scheibe Vollkornbrot

Zum Mittagessen: 1 gekochtes Ei sowie rohe/gekochte Möhren und ein Stück Hartkäse

Zum Abendessen: Ein Becher Naturjoghurt mit Obst nach Belieben

Tag 5:

Zum Frühstück: Kaffee (ohne Milch, ohne Zucker) oder Tee (ohne Zucker) und 100 g geriebene Möhren

Zum Mittagessen: Fisch in Brühe gegart, dazu 2 Tomaten

Zum Abendessen: 1 Steak mit Salat nach Belieben

Tag 6:

Zum Frühstück: Kaffee (ohne Milch, ohne Zucker) oder Tee (ohne Zucker), dazu eine   Scheibe Vollkornbrot

Zum Mittagessen: Gegrilltes Hähnchen (ohne Haut) nach Belieben

Zum Abendessen: 2 gekochte Eier und rohe oder gekochte Möhren nach Belieben

Tag 7:

Zum Frühstück: Kaffee (ohne Milch, ohne Zucker) oder Tee (ohne Zucker)

Zum Mittagessen: 1 großes Steak und Obst nach Belieben

Zum Abendessen: Essen Sie, worauf Sie Lust haben (aber in Maßen und kein Alkohol!)

Tag 8:
Zum Frühstück: Kaffee (ohne Milch, ohne Zucker) oder Tee (ohne Zucker)
Zum Mittagessen: 2 gekochte Eier, gedünsteter Spinat nach Belieben (ungesalzen)
Zum Abendessen: 1 großes gegrilltes Steak oder wahlweise 3 kleine Hacksteaks mit Salat nach Belieben

Tag 9:
Zum Frühstück: Kaffee (ohne Milch, ohne Zucker) oder Tee mit etwas Milch (ohne Zucker)
Zum Mittagessen: 1 großes Steak mit Salat und Tomaten und dazu Obst nach Belieben
Zum Abendessen: Gekochter Schinken nach Belieben

Tag 10:
Zum Frühstück: Kaffee (ohne Milch, ohne Zucker) oder Tee (ohne Zucker), dazu eine Scheibe Vollkornbrot
Zum Mittagessen: 2 gekochte Eier mit Salat und Tomaten nach Belieben
Zum Abendessen: Gekochter Schinken und Salat nach Belieben

Tag 11:

Zum Frühstück: Kaffee (ohne Milch, ohne Zucker) oder Tee (ohne Zucker), dazu eine Scheibe Vollkornbrot

Zum Mittagessen: 1 gekochtes Ei sowie rohe/gekochte Möhren und ein Stück Hartkäse

Zum Abendessen: Ein Becher Naturjoghurt mit Obst nach Belieben

Tag 12:

Zum Frühstück: Kaffee (ohne Milch, ohne Zucker) oder Tee (ohne Zucker) und 100 g geriebene Möhren

Zum Mittagessen: Fisch in Brühe gegart, dazu 2 Tomaten

Zum Abendessen: 1 Steak mit Salat nach Belieben

Tag 13:

Zum Frühstück: Kaffee (ohne Milch, ohne Zucker) oder Tee (ohne Zucker), dazu eine   Scheibe Vollkornbrot

Zum Mittagessen: Gegrilltes Hähnchen (ohne Haut) nach Belieben

Zum Abendessen: 2 gekochte Eier und rohe oder gekochte Möhren nach Belieben

Tag 14:

Zum Frühstück: Kaffee (ohne Milch, ohne Zucker) oder Tee (ohne Zucker)

Zum Mittagessen: 1 großes Steak und Obst nach Belieben

Zum Abendessen: Essen Sie, worauf Sie Lust haben (aber in Maßen und kein Alkohol!)

Für die gesamte Abnehmphase gilt: Stilles Wasser, schwarzen Kaffee oder ungesüßten Kräutertee trinken (mindestens 2 Liter pro Tag) und ausreichend Bewegung. Des Weiteren ist Alkohol natürlich absolut tabu!

Merke: In der Abnehmphase sind zwischen 600 - 800 kcal pro Tag erlaubt, wobei diese auf drei Mahlzeiten verteilt werden sollten. Darüber hinaus sind eiweißreiche Lebensmittel bevorzugt und Fett und Kohlenhydrate sollten vermieden oder auf ein Minimum reduziert werden.

DIE STABILISIERUNGSPHASE

Nach 14 Tagen in der Abnehmphase beginnt nun die Stabilisierungsphase.

Diese variiert von der Dauer her, je nachdem wie viel Sie abgenommen haben. Als Faustformel gilt pro verlorenes Kilogramm Körpergewicht eine Woche Stabilisierungsphase.

Bei zehn Kilogramm Gewichtsverlust würde die Stabilisierungsphase also zehn Wochen andauern. Innerhalb dieser Phase wird die tägliche Kalorienzufuhr auf 1.200 - 1.500 kcal hochgefahren.

Dieser moderate Anstieg der Kalorienzufuhr soll bewirken, dass sich der Körper langsam an das gesteigerte Essverhalten anpasst und nicht unnötige Fettdepots auffüllt, sondern weiterhin gezwungen ist, in einem leichten Kaloriendefizit zu arbeiten. Dieses soll dazu führen, dass der Jo-Jo-Effekt, also die klassische Gewichtszunahme nach einer Diät, ausbleibt und es leichter fällt, das neue Gewicht zu halten.

Beispiele für ca. 1.200 kcal pro Tag bietet dieser Plan, wobei aufgrund von Produkten und Zubereitungsart die Kalorienmenge schwanken kann, weshalb dieser Plan nur als grober Richtwert gesehen werden kann.

Tag 1:

Zum Frühstück: Rührei mit Avocado, Tomaten und würzigem Käse

Zum Mittagessen: Protein-Pfannkuchen mit süßer Quarkfüllung

Zum Abendessen: Vollkornbrot, dazu Käse

Tag 2:

Zum Frühstück: Spanisches Rührei auf Toast

Zum Mittagessen: Milchreis mit Erdbeertopping und gehackten Pistazien

Zum Abendessen: Kokos-Fisch-Suppe

Tag 3:

Zum Frühstück: Apfel-Zimt-Porridge

Zum Mittagessen: Gemüse-Curry mit Ananas

Zum Abendessen: Steaksalat mit Chinakohl und Papaya

Tag 4:

Zum Frühstück: Vollkornbrot mit Frischkäse und Obst

Zum Mittagessen: Beef-Cheese-Sandwich

Zum Abendessen: Möhren-Basmati-Reis mit Putenfleisch und Honig-Senf-Soße

Tag 5:

Zum Frühstück: Nussiges Porridge mit Schokolade und Bananen

Zum Mittagessen: Zitrus-Tabouleh mit Cottage Cheese

Zum Abendessen: Bunter Salat mit geräucherter Pute

Tag 6:

Zum Frühstück: Sanddorn-Möhren-Smoothie

Zum Mittagessen: Gemüse-Buchweizen-Mix getoppt von Spargel-Spießen

Zum Abendessen: Frikadellen aus Lachs auf Lauch

Tag 7:

Zum Frühstück: Blaubeer-Haferflocken-Gratin mit

Quark

Zum Mittagessen: Quark-Shake mit Erdnuss-Bananen-Flavour

Zum Abendessen: Mousse au Orange

Generell lässt sich sagen, dass viel trinken in Form von Wasser und ungesüßtem Kaffee und Tee beibehalten werden sollte, ebenso wie der Verzicht auf Alkohol.

Grundsätzlich sollte man auf kalorienarme Lebensmittel zurückgreifen und bei deren Verarbeitung auf unnötige Extrakalorien verzichten (beispielsweise Öl, Dressing, Soßen etc.)

Erst nach Beendigung der Stabilisierungsphase darf mit einem neuen Zyklus begonnen werden und die Abnehmphase erneut gestartet werden.

Damit es Ihnen leichter fällt, ein Gefühl dafür zu bekommen, was bei 1.200 - 1.500 kcal pro Tag möglich ist, sind hier ein paar meiner Lieblingsrezepte aufgelistet.

Die Top 3 Rezepte für die Stabilisierungsphase und darüber hinaus - für unter 500 kcal-

FRÜHSTÜCK

Rührei mit Avocado, Tomaten und würzigem Käse

Kalorien 452 kcal - Fett 34 g - Protein 26 g - Kohlenhydrate 9,5 g

Zutaten

50 ml Milch (1,5 % Fett)
100 g Kirschtomaten
2 Frühlingszwiebeln
6 Eier
Salz & Pfeffer
Paprikapulver
2 Scheiben Cheddar-Käse
1 TL Olivenöl
1 Handvoll Petersilie
½ Avocado

Zubereitung

Schritt 1: Die Frühlingszwiebeln erst putzen und in kleine Ringe schneiden. Die Tomaten putzen und halbieren.

Schritt 2: Die Eier mit Milch, Salz & Pfeffer und dem Paprikapulver verrühren. Anschließend das Öl in eine Pfanne geben und erhitzen. Danach die Frühlingszwiebeln und Tomaten darin kurz bei mittlerer Hitze andünsten. Anschließend das verquirlte Ei dazugeben. Nun so lang warten, bis das Eigemisch unter langsamen Rühren zu stocken beginnt.

Schritt 3: Währenddessen den Käse in schmale Streifen schneiden und die Petersilie fein hacken. Die Avocado halbieren, entkernen und das Fruchtfleisch mit Hilfe eines Esslöffels aus der Schale lösen. Im Anschluss die Avocado in Scheiben schneiden.

Servieren: Das Rührei dann auf zwei Teller verteilen, mit Avocadoscheiben dekorieren und mit Petersilie und Käse bestreuen.

Tipp: Wer noch ein paar Kalorien offen hat – eine Scheibe Vollkornbrot schmeckt sehr gut dazu.

Protein-Pfannkuchen mit süßer Quarkfüllung

Kalorien 492 kcal - Fett 28 g - Protein 30 g - Kohlenhydrate 28 g

Zutaten

2 Eier
180 ml Milch (1,5 % Fett)
50 g Mandelmehl
Salz
2 EL Haferkleie
1 EL Butter
30 g Dinkelmehl
70 g Heidelbeeren
150 g Magerquark
70 g Himbeeren
100 g Erdbeeren
Etwas frische Minze

Zubereitung

Schritt 1: Die Eier, 150 ml Milch und das Salz mit einem
Schneebesen verrühren.

Danach das Mandelmehl, das Dinkelmehl und die
Haferkleie in eine Schüssel geben und vermischen.
Nun zusammen mit der Eier-Milch-Masse zu einem
glatten Teig vermengen.

Schritt 2: Die Butter in eine Pfanne geben und heiß
werden lassen. Danach vier dünne Pfannkuchen aus-
backen, bis sie goldbraun sind.

Schritt 3: Den Magerquark mit 2 EL Milch verquirlen
und mit etwa der Hälfte der Beeren vermengen.

Servieren: Nun die Pfannkuchen mit dem Quark-

Beeren-Mix befüllen, die übrigen Beeren darüber-streuen und mit etwas Minze dekorieren.

Nussiges Porridge mit Schokolade und Bananen

Kalorien 480 kcal - Fett 15 g - Protein 14 g - Kohlenhydrate 70 g

Zutaten

200 g zarte Dinkelflocken
600 ml fettarme Milch (oder pflanzliche Alternative)
2 EL Kakaopulver
2 EL Ahornsirup
50 g Zartbitterschokolade (mind. 75 % Kakaoanteil)
2 Bananen
4 EL ungesalzene Erdnusskerne

Zubereitung

Schritt 1: Die Milch in einem Topf erhitzen, jedoch noch nicht aufkochen lassen. Anschließend die Dinkelflocken, das Kakaopulver und den Ahornsirup einrühren und ca. 3 - 4 Minuten leicht köcheln lassen.

Schritt 2: Die Zartbitterschokolade grob hacken und in das Dinkelflocken-Gemisch einrühren und ca. 5 Minuten lang bei kleiner Hitze ziehen lassen.

Schritt 3: Währenddessen die beiden Bananen schälen, in der Länge halbieren und in ca. 1 cm breite Stücke schneiden.

Schritt 4: Die Erdnüsse in einer beschichteten Pfanne ohne Zugabe von Fett bei mäßiger Hitze etwas anrösten.

Servieren: Das fertige Porridge in Einmachgläser oder Dessertschalen füllen und mit den Bananen und den Erdnüssen bestreuen.

MITTAGESSEN

Gemüse-Buchweizen-Mix getoppt von Spargel-Spießen

Kalorien 417 kcal - Fett 23 g - Protein 9 g - Kohlenhydrate 43 g

Zutaten

200 g Buchweizen
Salz
1 Bund Radieschen
2 Baby Pak Choi (300 g)
4 EL Margarine
250 g weißer Spargel
2 EL Dinkel-Vollkornmehl
100 ml Sojacreme
100 ml Gemüsebrühe
1 TL Senf
½ Bio-Zitrone
1 Prise Kurkuma
Pfeffer
2 EL Olivenöl

Zubereitung

Schritt 1: Den Buchweizen abspülen und im Verhältnis 1:2 mit kochendem Salzwasser ca. 15 - 20 Minuten bei kleiner Hitze garen lassen.

Schritt 2: Währenddessen den Pak Choi und die Radieschen putzen und waschen. Die Pak Choi-Blätter der Länge nach halbieren und die Radieschen in Viertel schneiden. Anschließend den Spargel schälen. Achtung: Die holzigen Enden abschneiden!

Im Anschluss den Spargel in ca. 4 - 5 cm lange Stücke schneiden und auf Holzspieße piksen.

Schritt 3: Für die Sauce nun die Margarine in einem Topf schmelzen lassen und anschließend das Mehl hinzugeben. Unter ständigem Rühren kurz andünsten, sodass eine Mehlschwitze entsteht. Danach die Gemüsebrühe hinzugießen, dabei stetig weiterrühren und bei nur wenig Hitze ca. 5 Minuten lang kochen lassen. Abschließend die Sauce mit Sojacreme, Zitronenschale, Senf und der Hälfte des Zitronensafts abschmecken und danach mit Salz, Pfeffer und Kurkuma würzen.

Schritt 4: Für das Gemüse 1 EL Öl in eine Pfanne geben und erhitzen. Anschließend den Pak Choi und die Radieschen bei mäßiger Hitze andünsten und erst danach mit Salz und Pfeffer würzen.

Schritt 5: In einer weiteren Pfanne das restliche Öl erhitzen und die Spargelspieße darin von beiden Seiten ca. 10 Minuten lang bei mäßiger Hitze goldgelb anbraten. Anschließend mit Salz, Pfeffer und Zitronensaft abschmecken.

Servieren: Den Buchweizen, das Gemüse und Spieße in vier Schalen anrichten und mit der Sauce dekorieren.

Möhren-Basmatireis mit Putenfleisch und Honig-Senf-Soße

Kalorien 456 kcal - Fett 7 g - Protein 36 g - Kohlenhydrate 59 g

Zutaten

125 g Basmatireis
Salz
2 Möhren
250 g Putenbrustfilet
1 EL Keimöl
Pfeffer
2 EL körniger Senf
1 EL Honig

Zubereitung:

Schritt 1: Basmatireis mit 300 ml lauwarmem Wasser und etwas Salz in einen Topf geben, aufkochen und zugedeckt bei kleiner Hitze etwa 5 Minuten garen.

Schritt 2: Inzwischen Möhren schälen, auf einem Gemüsehobel oder mit einem Sparschäler zunächst in lange Streifen, dann in etwa 4 cm lange Stücke schneiden und zum Reis geben. Zugedeckt 8 - 9 Minuten weitergaren.

Schritt 3: Inzwischen die Putenbrust waschen, mit Küchenpapier trockentupfen und in etwa 2 cm große Würfel schneiden.

Schritt 4: Keimöl in einer Pfanne erhitzen. Putenbrust-würfel darin rundherum 4 Minuten anbraten und mit Salz und Pfeffer würzen.

Schritt 5: Senf, Honig und 50 ml Wasser zum Fleisch geben und aufkochen. Bei kleiner Hitze etwa 2 Minuten ziehen lassen.

Servieren: Möhren-Basmatireis mit Salz abschme-cken und mit der Putenbrust anrichten.

Gemüse-Curry mit Ananas

Kalorien 499 kcal - Fett 22 g - Protein 22 g - Kohlenhydrate 53 g

Zutaten

200 g rote Linsen
400 g Baby-Ananas
1 Zwiebel
10 g Ingwer (1 Stück)
100 g grüne Bohnen
2 EL mildes Currypulver
2 grüne Chilischoten
2 EL Rapsöl
200 g kleine festkochende Kartoffeln
100 g Cashewkerne
100 g Erbsen (tiefgekühlt)
500 g Blumenkohl
200 ml Kokosmilch (9 % Fett)
300 ml klassische Gemüsebrühe
6 Stiele Koriander
Salz & Pfeffer

Zubereitung

Schritt 1: Die Zwiebel und den Ingwer schälen und in feine Würfel schneiden.

Schritt 2: Die Möhren schälen und in Scheiben schneiden und anschließend den Blumenkohl waschen und in kleine Röschen zerschneiden.

Schritt 3: Danach die Kartoffeln schälen und ebenfalls in gleichmäßige Scheiben schneiden. Die Bohnen waschen und schräg halbieren.

Schritt 4: Nun die Chilischoten zunächst abspülen und dann der Länge nach halbieren und entkernen. Anschließend die Chilischoten in feine Streifen schneiden. Die Linsen ebenfalls unter fließendem Wasser abspülen und gut abtropfen lassen.

Schritt 5: Das Öl in einem Topf erhitzen und erst dann Zwiebeln, Chili, rote Linsen und Ingwer hinzugeben und bei mäßiger Hitze kurz anbraten. Danach die Kartoffeln, Möhren, Blumenkohl und Bohnen dazugeben und weitere 3 - 4 Minuten andünsten. Rühren nicht vergessen.

Schritt 6: Nun das Currypulver mit hineingeben und gut untermischen. Dann die Gemüsebrühe und die Kokosmilch hinzugießen und aufkochen lassen. Anschließend das Curry (ohne Deckel) für weitere 15 Minuten köcheln lassen.

Schritt 7: In der Zwischenzeit die Cashewkerne in einer beschichteten Pfanne ohne Zugabe von Fett goldbraun rösten, auf einen Teller geben und abkühlen lassen. Anschließend grob hacken.

Schritt 8: Die Ananas schälen, in Viertel schneiden und den Strunk in der Mitte herausschneiden. Anschließend das Fruchtfleisch in etwa 1 cm dicke Scheiben schneiden.

Schritt 9: Die Ananas, Erbsen und Cashewkerne zum Curry geben und vorsichtig unterrühren. Abschließend noch einmal ca. 5 Minuten köcheln lassen.

Servieren: Abschließend das Gemüse-Curry mit Salz und Pfeffer würzen und mit dem grob gehackten Koriander bestreuen.

ABENDESSEN

Frikadellen aus Lachs auf Lauch

Kalorien 437 kcal - Fett 28 g - Protein 37 g - Kohlenhydrate 10 g

Zubereitung

600 g frisches Lachsfilet
1 kleine Zwiebel
1 Ei
4 Stiele Dill
1 TL Senf
50 g Vollkorn-Semmelbrösel (4 EL)
2 Stangen Lauch
Salz & Pfeffer
50 g Frischkäse (45 % Fett i. Tr.)
2 EL Rapsöl
¼ TL gemahlener Kümmel
¼ TL getrockneter Majoran

Zubereitung

Schritt 1: Die Zwiebel schälen und fein würfeln. Das Lachsfilet abspülen, ganz fein schneiden und hacken. Den Dill waschen und ebenfalls hacken. Den Lachs zusammen mit der Zwiebel, der Hälfte vom Dill, dem Ei, Senf, Semmelbröseln sowie Salz und Pfeffer zu einer formbaren Masse verkneten. Aus der Masse je nach Wunschgröße etwa 8 - 12 Frikadellen formen.

Schritt 2: 1 EL Öl in einer Pfanne erhitzen und die Frikadellen darin bei mäßiger Hitze ca. 4 - 5 Minuten pro Seite braten.

Schritt 3: Währenddessen den Lauch waschen und in feine Ringe schneiden. Das restliche Öl in einer Pfanne erhitzen und den Lauch darin bei mäßiger Hitze für ca. 5 Minuten andünsten. Den Frischkäse und 3 - 4 EL Wasser zugeben und cremig rühren. Dann das Lauchgemüse mit Salz, Pfeffer, Kümmel und Majoran würzen.

Servieren: Die Lachsfrikadellen auf dem Lauchgemüse anrichten und mit dem restlichen Dill dekorieren.

Veggie Sandwiches mit Pesto-Ziegenkäse-Creme

Kalorien 487 kcal - Fett 25 g - Protein 16 g - Kohlenhydrate 46 g

Zutaten

6 Scheiben Vollkorntoast (vorzugsweise American Style)
1 Tomate
200 g gelbe Paprikaschote
2 EL Olivenöl
150 g kleine Zucchini

4 Blätter Kopfsalat
75 g Ziegenfrischkäse
1 Kästchen Shisokresse
4 Champignons
1 EL leichtes Pesto
Salz & Pfeffer

Zubereitung

Schritt 1: Die Paprika waschen, vierteln und entkernen. Die Zucchini ebenfalls waschen und in feine Scheiben schneiden.

Schritt 2: Das Öl in einer Pfanne erhitzen und die Paprika darin kurz anbraten.

Ebenso die Zucchinischeiben von jeder Seite kurz und heiß anbraten und erst danach mit Salz und Pfeffer würzen.

Schritt 3: Die Champignons putzen, die Stielenden abschneiden und die Köpfe in dünne Scheiben schneiden.

Schritt 4: Die Tomate waschen, den Stielansatz herausschneiden und anschließend in Scheiben schneiden.

Schritt 5: Die Salatblätter waschen und trocknen. Danach die Kresse vom Beet schneiden, gegebenenfalls waschen und trockentupfen.

Schritt 6: Den Ziegenfrischkäse zusammen mit dem Pesto gründlich verrühren.

Schritt 7: Die Toastscheiben im vorgeheizten Grill oder Toaster goldbraun toasten.

Servieren: Jede Toastscheibe auf einer Seite mit Frischkäse bestreichen und auf 2 Toastscheiben Salatblätter legen sowie die Zucchini und die Champignons. Die anderen 2 Toastscheiben mit der Paprika und den Tomatenscheiben belegen und anschließend die Kresse darüber geben. Diese Toastscheiben nun und auf die Toastscheiben mit Zucchini setzen. Als Deckel die übrigen beiden setzen.

Tipp: Die Brote mit jeweils 2 Holzspießen befestigen und in Dreiecke schneiden.

Feurig & fruchtig: Steaksalat mit Chinakohl und Papaya

Kalorien 440 kcal - Fett 20 g - Protein 50 g - Kohlenhydrate 10 g

Zutaten

300 - 350 g Rumpsteak
250 g Chinakohl
1 Papaya
½ Zitrone (unbehandelt)
4 EL Tomatensaft
4 EL Olivenöl
1 TL flüssiger Honig
200 g Tomaten
5 Stiele Koriander
Salz & Pfeffer
1 TL Paprikapulver
1 TL schwarze Pfefferkörner
Etwas Tabasco

Zubereitung

Schritt 1: Die Papaya schälen und die Kerne entfernen. Das Fruchtfleisch in kleine Würfel schneiden.

Schritt 2: Die Tomaten waschen und vierteln, dabei die Stielansätze herausschneiden. Anschließend die Tomaten und die Papaya in einer Schüssel vermengen.

Schritt 3: Die Zitrone auspressen. 1 EL Zitronensaft zusammen mit dem Tomatensaft, dem Honig und 2 EL Olivenöl verrühren.

Schritt 4: Die Blätter vom Koriander abzupfen, waschen und trockenschütteln. Anschließend fein hacken und unter die Tomatensauce rühren.

Schritt 5: Mit Tabasco, Salz und Pfeffer abschmecken und über die Papaya und Tomaten geben.

Schritt 6: Pfefferkörner im Mörser zerstoßen. Anschließend die Steaks trockentupfen und jeweils eine Seite mit dem Paprikapulver würzen. Dann beide Seiten im gestoßenen Pfeffer wälzen und salzen.

Schritt 7: Das übrige Öl in einer Pfanne erhitzen und die Steaks darin auf jeder Seite scharf anbraten.

Schritt 8: Die Steaks aus der Pfanne nehmen, in Alufolie wickeln und ca. 4 - 5 Minuten ruhen lassen.

Schritt 9: Inzwischen den Chinakohl waschen und in feine Streifen schneiden.

Servieren: Den Salat auf einen Teller geben und die Papaya-Tomaten-Mischung darüber verteilen. Die Steaks in jeweils Scheiben schneiden und auf dem Salat verteilen.

SNACKS FÜR ZWISCHENDURCH

Quark-Shake mit Erdnuss-Bananen-Flavour

Kalorien 455 kcal - Fett 16 g - Protein 29 g - Kohlenhydrate 48 g

Zutaten

150 g Bananen (1 reife)
200 g Magerquark
330 ml Milch (1,5 % Fett)
50 g zarte Haferflocken
3 EL Erdnussmus
¼ TL Zimt
2 TL Ahornsirup

Zubereitung

Schritt 1: Die Banane schälen und zusammen mit dem Quark, den Haferflocken, 2 EL Erdnussmus, Ahornsirup, Zimt und Milch im Mixer oder Shaker zu einem gleichmäßigen Gemisch mixen. (Auch ein Pürierstab kann genutzt werden.)

Schritt 2: Das übrige Erdnussmus dekorativ auf der Innenwand der Gläser verteilen. Hierfür kann die Rückseite eines Löffels oder eine Spritze genutzt werden.

Servieren: Drink vorsichtig in die vorbereiteten Gläser füllen und zusammen mit einem Strohhalm servieren.

Milchreis mit Erdbeertopping und Pistazien

Kalorien 221 kcal - Fett 4 g - Protein 7 g - Kohlenhydrate 38 g

Zutaten

100 g Milchreis
400 ml Milch (1,5 % Fett)
500 g Erdbeeren
1 Bio-Zitrone
Salz
3 EL Ahornsirup
1 EL Pistazienkerne

Zubereitung

Schritt 1: Die Zitrone waschen, trockenreiben und 1 TL Schale fein abreiben. Anschließend die Zitrone halbieren und aus einer Hälfte etwas Saft auspressen.

Schritt 2: Die Milch zusammen mit dem Reis, der Zitronenschale und 1 Prise Salz in einen Topf geben. Aufkochen lassen und zugedeckt bei kleiner Hitze 25 - 30 Minuten garen, ab und zu umrühren, damit nichts anbrennt!

Schritt 3: Inzwischen die Erdbeeren in einer Schüssel mit Wasser vorsichtig waschen und gut mit Küchenpapier trockentupfen. Im Anschluss, je nach Größe, der Länge nach halbieren oder vierteln.

Schritt 4: Etwa 1/3 der Beeren mit 1 EL Ahornsirup in ein hohes Gefäß geben und mit einem Stabmixer fein pürieren.

Schritt 5: Das Püree in einer Schüssel mit den Erdbeerstücken und etwas Zitronensaft mischen.

Schritt 6: Die Pistazienkerne grob hacken.

Servieren: Restlichen Ahornsirup unter den Milchreis rühren, etwas abkühlen lassen und zusammen mit dem Erdbeer-Ragout anrichten. Pistazien darüberstreuen und servieren.

Mousse au Orange

Kalorien 500 kcal - Fett 31 g - Protein 10 g - Kohlenhydrate 44 g

Zutaten

2 Orangen (unbehandelt)
300 g Sahnejoghurt (fettarm)
200 g Schlagsahne
1 Zitrone (unbehandelt)
6 Blätter Gelatine
100 g Zucker
3 Eier

Zum Dekorieren
50 g weiße Schokolade
2 TL abgeriebene Orangenschale

Zubereitung

Schritt 1: Die Orangen und die Zitrone gründlich waschen, abtrocknen und anschließend die Schalen fein
abreiben. Erst dann die Orange halbieren und den Saft
auspressen.

Schritt 2: Die Gelatine in kaltem(!) Wasser einwei-
chen.

Schritt 3: Anschließend die Eier trennen. Die Ei-
gelbe mit dem Zucker in eine Metallschüssel geben und
mit dem Schneebesen oder einem Mixer verrühren.
Danach die abgeriebene Schale und den Saft von den
Orangen und der Zitrone hinzugeben und dann im hei-
ßen Wasserbad weiterrühren, bis die Masse leicht und
schaumig ist und Luftblasen wirft.

Schritt 4: Das Wasser aus der Gelatine leicht ausdrücken und mit etwas heißer Creme auflösen. Dann das Gemisch vollkommen in die Creme geben und gut verrühren, bis es sich vollständig aufgelöst hat. Etwas abkühlen lassen und erst dann den Joghurt unterheben und im Kühlschrank kalt stellen, bis die Masse zu gelieren beginnt.

Schritt 5: Das Eiweiß und die Sahne getrennt voneinander steif schlagen und anschließend beides nacheinander unter die Creme heben. Nun kann die Orangencreme in Dessertschalen oder in ausgehöhlte Orangenhälften gefüllt werden und abschließend für weitere 3 Stunden in den Kühlschrank gestellt werden.

Servieren: Mit geraspelter weißer Schokolade und abgeriebener Orangenschale dekorieren und eiskalt genießen.

10 Tipps & Tricks zum Durchhalten

Nicht immer ist man motiviert, eine Diät durchzuhalten und auch wenn zwei Wochen zunächst nicht lang klingen, können 14 Tage verdammt lang werden.

In der Abnehmphase sind durch die geringe Kalorienzufuhr schlechte Laune, Müdigkeit und auch Schlappheit keine Seltenheit und in solchen Momenten sucht der Körper nach einer Lösung, die oftmals in süßen Naschereien oder anderen Diätsünden liegen.

Und auch wenn in der Stabilisierungsphase die Kalorienzufuhr erhöht wird und die Variabilität innerhalb des Speiseplans steigt, birgt sie doch ein großes

Risikopotential, da sie je nach Erfolg in der Abnehm-phase bis zu zehn Woche andauern kann. Und umso länger die Diät dauert, umso anfälliger wird man für Störungen und Unterbrechungen.

Um erfolgreich durch beide Phasen der Thonon-Diät zu kommen, gibt es ein paar ganz einfache Tipps und Tricks, die helfen können, die Motivation und Dis-ziplin zu erhalten.

Tipp 1: Ziel definieren!
Ein klares Ziel vor Augen zu haben, sollte der Beginn einer jeden Diät sein.

Bevor Sie also mit der Thonon-Diät starten, sollten Sie sich fragen: Welches Ziel möchte in 14 Tagen er-reicht haben? Denn „einfach nur ein bisschen Abneh-men" kann vieles bedeuten: Bin ich nach einem Kilo-gramm schon zufrieden oder bin ich letztendlich ent-täuscht, weil drei Kilogramm ja eigentlich doch noch zu wenig waren?

Hierbei hilft es, schriftlich festzuhalten, was genau das Ziel ist. Das können minus 5 kg auf der Waage sein, ein verringerter Bauchumfang von 3 cm oder auch der Wunsch, endlich wieder in die Lieblingsjeans zu pas-sen.

Ganz egal, wie Sie Ihr Ziel definieren, wichtig ist es, es zu visualisieren, daran festzuhalten und darauf hinzu-arbeiten.

Tipp 2: Kalorien zählen!

Wenn man mit der Thonon-Diät Erfolg haben will, kommt man um das Kalorienzählen eigentlich kaum herum. Das genaue Protokollieren der Mahlzeiten mit den jeweiligen Makrowerten hat jedoch gleich mehrere Vorteile. Zum einen verschafft es einem einen sehr guten Überblick darüber, was und wie viel man bereits zu sich genommen hat und zum anderen hilft es gleichzeitig auch schon für später, da man mit der Zeit ein sehr gutes Gefühl dafür bekommt, was welche Makronährstoffe enthält und wie viel davon gut für den eigenen Körper sind.

Beim Kalorienzählen kann man ganz altmodisch auf ein handschriftliches Ernährungstagebuch zurückgreifen oder man nutzt sogenannte Fitness-Tracker oder Apps, mit deren Hilfe man Lebensmittel eingeben oder auch einscannen kann. Solche Apps haben den Vorteil, dass sie automatisch die Zufuhr in Bezug auf den Verbrauch berechnen und einem die lästige Rechnerei somit erspart bleibt. Darüber hinaus verfügen Tracking-Apps oftmals über eine Art Gedächtnis, das es ermöglicht, häufig konsumierte Lebensmittel direkt abzuspeichern. Nutzt man solche Apps in Verbindung mit Fitness-Trackern oder Smart-Watches, ergibt sich noch eine größere Reichweite zur Diätüberwachung, da nicht nur die Ernährung getrackt werden kann, sondern auch die Bewegung, der Herzschlag, die

Schrittzahl und die Schlafqualität. Ein weiterer positiver Nebeneffekt stellt erneut das Gedächtnis solcher Apps dar, da sie den Nutzer daran erinnern können, wie viel Kilokalorien noch zur Verfügung stehen oder bei mangelnder Bewegung zu mehr Schritten motivieren können. Kalorienzählen leicht gemacht also.

Tipp 3: Nichts kaufen, was verlocken kann!
Klingt nicht nur logisch, sondern ist es auch: Wenn ich keine Schokolade im Haus habe, kann ich sie auch nicht essen. Demnach sollte man nach Möglichkeit nur das im Haus haben, was während der Diät auch erlaubt ist und alles andere beim Gang in den Supermarkt gekonnt ignorieren, was direkt zum nächsten Tipp führt.

Tipp 4: Den Gang in den Supermarkt planen!
Und zwar in doppelter Hinsicht: Im Bauch und im Kopf. Das heißt, niemals mit einem hungrigen Magen einkaufen, denn dadurch steigt das Risiko, dass man nicht nur generell mehr kauft, als man eigentlich benötigt, sondern auch noch Heißhunger entwickelt und sich von diesem verleiten lässt, sodass letztendlich mehr ungesunde als gesunde Lebensmittel im Einkaufswagen landen.

Wobei wir auch schon beim zweiten Punkt sind, der Planung im Kopf. Damit ist gemeint, dass es während einer Diätphase helfen kann, vor dem Gang in den

Supermarkt einen Einkaufszettel zu schreiben, den man dann vor Ort systematisch abarbeiten kann, anstatt ziellos durch die Gänge zu streifen und hier und dort noch was Leckeres findet, das man dann einfach aus der Situation heraus mitnimmt.

Tipp 5: Bewusstes Essen und Genießen!
Gerade bei radikalen Diäten wie der Thonon-Diät ist die Menge der Nahrungsmittel pro Mahlzeit teils sehr stark begrenzt und verleitet das ein oder andere Mal vielleicht dazu, „das kleine Bisschen" mal eben zwischendurch einfach so zu essen. Aber genau dort liegt der Fehler.

Egal, wie groß oder klein die Mahlzeit ist, wir sollten sie ganz bewusst zu uns nehmen und genießen. Denn wenn wir zwischen Tür und Angel essen oder beispielsweise beim Fernsehschauen, nehmen wir unserem Körper die Möglichkeit, bewusst wahrzunehmen, was und vor allem auch wie viel wir zu uns nehmen. Deshalb ist es vor allem in einer Diät empfehlenswert, ganz bewusst und ohne Störungen zu essen, damit auch unser Körper ganz bewusst wahrnimmt, dass wir Nahrung zu uns nehmen.

Tipp 6: Der Restaurantbesuch als Diät-Killer!
Grundsätzlich muss das nicht so sein. Natürlich ist es während der Abnehmphase der Thonon-Diät   nicht

unbedingt empfehlenswert, auswärts essen zu gehen, aber innerhalb der Stabilisierungsphase spricht nichts gegen den Restaurantbesuch mit Freunden, wenn Sie ein paar einfache Tricks befolgen:

Grundsätzlich ist es die bessere Wahl, à la carte zu bestellen, statt das All-you-can-eat-Buffet zu wählen, da es hierbei extrem schwer fällt, nicht maßlos zu übertreiben und den Überblick über die Kalorienzufuhr zu behalten.

Außerdem ist es durchaus sinnvoll, sich schon vorab einmal die Speisekarte des Restaurants anzuschauen und in Ruhe abzuwägen, was kalorientechnisch am besten in den Tagesplan passt, anstatt sich später spontan verleiten zu lassen.

Ein Trick ist es hierbei, noch Soßen und Dressings, die ja bekanntlich besonders kohlenhydratlastig sind, separat zu bestellen, um diese am Tisch dann selbst dosieren zu können.

Falls keine weiteren Kalorien für ein Glas Wein übrig sind, lässt es sich auch über die Getränke noch ein paar überflüssige Kalorien sparen – ein Glas Wasser geht schließlich immer.

Tipp 7: Bewegung, Bewegung!

Bewegung tut immer gut: Es regt die Verdauung an, verbrennt Energie und schafft somit wiederum ein Kaloriendefizit. Und auch wenn während der

Abnehmphase in der Thonon-Diät kaum Energie für Sport oder dergleichen übrig bleibt, sollte man sich bewegen. Am besten eignet sich ein ausgedehnter Spaziergang an der frischen Luft, das ist gut für Körper und Geist.

Und ganz nebenbei sind wir beschäftigt, denn solange wir in Bewegung sind, ist unser Körper abgelenkt und das Risiko für Heißhungerattacken sinkt. Langeweile ist schließlich nicht umsonst einer der Hauptgründe, weshalb wir zu Schokolade und Chips greifen. Deshalb ist es so wichtig, sich besonders in der Abnehmphase vom Hungergefühl abzulenken, sei es mit Bewegung oder auch der einfache Kontakt zu Freunden.

Tipp 8: Gleichgesinnte suchen!
Freunde sind in vielerlei Hinsicht ein entscheidender Faktor für den Erfolg einer Diät.

Hierbei sollte man sich besonders auf jene konzentrieren, die einen bei dem Vorhaben unterstützen oder eventuell sogar selbst eine Diät verfolgen. Gleichgesinnte können nicht nur die derzeitige Situation nachvollziehen, sondern auch mental nachempfinden, wie es einem gerade geht.

Während der Diät-Gegner sich also pommesmampfend uns gegenüber setzt und Sätze wie „Das ist doch eh alles Mist" zum Besten gibt, können wir mit

gleichgesinnten Freunden unsere Probleme bespre-
chen und Erfolge feiern.

Tipp 9: Wiegen, um Fortschritte zu sehen!
Damit ist nicht gemeint, täglich drei Mal auf die Waage
zu steigen, aber wenn man an Tag 7 zweifelt und ha-
dert, kann es durchaus helfen, einen Blick auf das Zwi-
schenergebnis zu werfen. Sobald die ersten Kilos nämlich gepurzelt sind, steigert das die Motivation und das
Durchhaltevermögen steigt wieder.

Es empfiehlt sich im Übrigen, auch nicht nur das
Körpergewicht zu wiegen, sondern auch an Körper-
stellen wie Bauch, Po und Oberschenkel Maß zu nehmen. Falls es bedingt durch Wassereinlagerung mal
nicht zu einer Veränderung auf der Waage kommen
sollte, kann es nämlich hilfreich sein zu sehen, dass der
Umfang am Bauch dennoch geschrumpft ist.

Tipp 10: Sich selbst belohnen!
Auch wenn das Ziel noch nicht erreicht ist, haben Sie
sich eine Belohnung verdient.

Dafür, dass Sie sich den Tag über an die strengen Vorgaben des Ernährungsplans gehalten haben.

Dafür, dass Sie im Restaurant den Salat gewählt haben statt der Pasta.

Dafür, dass Sie abends noch einen großen Spaziergang gemacht haben, statt vor dem Fernseher zu sitzen.

Belohnen Sie sich! Vielleicht nicht mit Eiscreme oder Sahnetorte, aber vielleicht mit einem Paar neue Schuhe oder Ihrem Lieblingsduft. Mit Karten für das Theater oder einem Besuch im Kino.

Belohnung ist wichtig, also belohnen Sie sich regelmäßig auch für Zwischenerfolge.

Vor- und Nachteile der Thonon-Diät im Faktencheck

Wir wissen nun also, wie die Thonon-Diät funktioniert und auch, was wir tun müssen, damit sie funktioniert.

Aber wir wissen auch, dass die Thonon-Diät sehr radikal vorgeht, was erwiesenermaßen Vor-, aber auch Nachteile mit sich bringt, derer man sich vor Beginn dieser Diät bewusst sein sollte.

Deshalb wägen wir an dieser Stelle noch einmal alle Pros und Contras ab, um uns einen möglichst umfassenden Überblick zu schaffen.

Welche negativen Aspekte bringt die Thonon-Diät mit sich?

Durch die Thonon-Diät kann der Stoffwechsel stark verlangsamt werden. Dies kann teilweise sogar soweit geschehen, dass kein weiterer Gewichtsverlust erreicht werden kann. Der Körper verfällt dann in eine Art Notfallzustand und versucht, sich selbst zu schützen, indem er versucht, bestehende Fettreserven zu erhalten.

Aus diesem Grund ist es so wichtig, die Thonon-Diät nur über die angegebenen 14 Tage zu machen und anschließend sich an die empfohlene Dauer der Stabilisierungsphase zu halten, bevor ein neuer Zyklus gestartet wird. Dies kann man sich so ähnlich vorstellen wie einen „Reset-Knopf" für die Diät und ermöglicht es, in einem neuen Zyklus weiter an Körpergewicht zu verlieren.

Da dem Körper während der Thonon-Diät viel weniger Ballaststoffe zugeführt werden, als es im Normalfall üblich wäre, kann es ebenfalls zu Beschwerden des Magen- und Darmtraktes kommen. Verstärkend kommt die relativ einseitige Ernährung während der Abnehmphase hinzu, worunter auch der Stoffwechsel leidet. Dies kann sowohl Verstopfung als auch Durchfall zur Folge haben. Weitere häufige Beschwerden sind darüber hinaus Blähungen sowie ein damit einhergehender Blähbauch und

Magenschmerzen. Gehört man zu der Personengruppe, die generell häufig unter diesem Problem leidet und zu Magen- und Darmbeschwerden neigt, sollte man auf diese Diät lieber verzichten.

Allgemein lässt sich sagen, dass nicht nur die bereits genannten Problemen im Magen-Darm-Bereich unangenehm auffallen könnten, sondern auch das Hungergefühl als solches erschwerend hinzukommt.

Ein weiterer Negativfaktor ist der mögliche Vitamin- und Mineralstoffmangel, der aufgrund der geringen und eingeschränkten Nahrungsaufnahme auftreten kann. Diese besagten Vitamine und Mineralstoffe sind für den Körper jedoch essentiell notwendig, um Enzyme und Hormone zu bilden. Das bedeutet im Umkehrschluss: Wenn keine Vitamine vorhanden sind, können auch keine Hormone und Enzyme gebildet werden.

Die daraus resultierende Konsequenz ist, dass sich auch die Nährstoffaufnahme bei mangelnder Versorgung mit Vitaminen und Mineralien als sehr schwer herausstellt.

Das Fehlen der Hormone kann insbesondere für Frauen einen großen Nachteil darstellen, da es zu einem möglichen Hormonchaos führen kann.

Durch den recht monotonen Speiseplan der Abnehmphase kann es während der Thonon-Diät dazu kommen, dass sich der Hormonhaushalt so stark verändert, dass der Körper in eine Art „Stress-Situation" umschaltet, da ihm nicht die gewohnte Menge an Energiestoffen zugeführt wird.

Die daraus resultierende, mögliche Unterversorgung des Körpers mit Mineralien und Vitaminen kann zur Folge haben, dass sich die Menstruation verschieben oder sogar ganz ausbleiben kann.

Ebenso erhöht besagter Mangel, dass die Stabilität der Knochen negativ beeinflusst werden kann, wodurch sich wiederum die Chance auf eine Osteoporose in höherem Alter enorm erhöhen kann.

Durch den radikalen Verzicht auf über ein Drittel der normalerweise zugeführten Kalorien leidet selbstverständlich auch der allgemeine körperliche und seelische Verfassungszustand.

Das kann zur Folge haben, dass normale alltägliche Aktivitäten aufgrund von Müdigkeit, Schlappheit und Unwohlsein nicht mehr in gewohntem Maße praktiziert werden könnten.

Selbiges gilt für Ausdauer- und Kraftsport jeglicher Art, auf den man in der 14-tägigen Abnehmphase lieber vollkommen verzichten sollte, um den Körper nicht gänzlich zu überlasten.

Welche positiven Aspekte bringt die Thonon-Diät mit sich?

Der größte Vorteil beziehungsweise Nutzen dieser Diät ist es, dass es für Sie möglich ist, sehr schnell relativ viel Gewicht in relativ kurzer Zeit verlieren zu können. Die Thonon-Diät ist also allgemein für Menschen geeignet, die in sehr kurzer Zeit abnehmen möchten, wie beispielsweise vor einer Hochzeit oder dem Sommerurlaub.

Es geht also nicht um eine dauerhafte Nahrungsumstellung, die an dieser Stelle bezweckt werden soll, sondern lediglich um ein kurzfristiges Diätergebnis, weshalb einem bewusst sein sollte, dass sämtliche Nachteile der Diät nur für eine sehr kurze Zeitspanne zutreffen.

Durch die eiweißreiche Kost innerhalb der Thonon-Diät kann Fett verbrannt werden, ohne dass Muskelmasse verloren wird, dies ist ein bedeutender Vorteil gegenüber herkömmlichen Low Carb-Diäten.

Zudem kann durch eine korrekte Einhaltung des Ernährungsplans, unter weiterer Berücksichtigung des vorgegebenen Obst- und Gemüseanteils, das Risiko einer Verstopfung auf ein Minimum reduziert werden, was bei anderen Diätmethoden eine häufige Nebenwirkung darstellt.

Generell ist die Thonon-Diät für eine Vielzahl von Menschen geeignet, nämlich für alle, die gesund sind und abnehmen oder sich mehr definieren möchten, weshalb sie insbesondere auch für Sportler sehr gut geeignet ist.

Durch die sehr geringe Menge an

aufgenommenen Kohlenhydraten hat die Thonon-Diät zusätzlich zum Gewichtsverlust noch andere positive Auswirkungen auf den Körper. Diese sind ein konstanter Blutzuckerspiegel, welcher dem Heißhunger effektiv vorbeugt. Darüber hinaus wird durch die erhöhte Proteinaufnahme der Muskelaufbau nicht nur unterstützt, sondern es trägt zusätzlich auch zu einer ausgeprägteren Definition der Muskeln bei.

Ein weiterer Vorteil der Thonon-Diät ist die Entwässerung des Körpers, da über beide Phasen hinweg wesentlich mehr Flüssigkeiten aufgenommen werden sollten als feste Nahrungsmittel.

Der augenscheinlich größte Vorteil liegt jedoch darin, dass man mit Hilfe der Thonon-Diät den allgemein gefürchteten Jo-Jo-Effekt scheinbar umgehen kann. Denn auch wenn es im ersten Augenblick so wirkt, dass die Thonon-Diät durch den radikalen Verzicht auf sehr viele Kalorien eine große Anfälligkeit für einen Jo-Jo-Effekt birgt, soll sich dieser mit Hilfe der Stabilisierungsphase vermeiden lassen.

Während man nach einer herkömmlichen Diät mit großem Verzicht einen ebenso großen Hunger verspürt, soll die Stabilisierungsphase in der Thonon-Diät dafür sorgen, diesen Hunger auf gesunde und gemäßigte Weise zu stillen, ohne den Abnehmerfolg zu gefährden.

Abschließend sei an dieser Stelle noch gesagt, dass

obwohl grundsätzlich gilt, dass nur gesunde Menschen die Thonon-Diät machen sollten, es durchaus Menschen gibt, denen aufgrund ihres Krankheitsbildes empfohlen wird, eben solche Diät zu machen. In diesem besonderen Fall wird die Thonon-Diät aber unter ärztlicher Aufsicht durchgeführt.

Positive Auswirkungen soll die Thonon-Diät beispielsweise bei Nerven- sowie Gehirnkrankheiten wie zum Beispiel Alzheimer, Multiple Sklerose oder Epilepsie haben, da hier eine Verringerung der Kohlenhydratzufuhr den Krankheitsverlauf etwas gemildert haben soll. Der nahezu vollkommene Verzicht auf Kohlenhydrate soll darüber hinaus auch bei der Bekämpfung von Krebszellen förderlich sein.

Fazit

Die Thonon-Diät ist eine Crashdiät, die vier Prinzipien vereint: Wenig Fett, wenig Kohlenhydrate, wenig Kalorien und viel Protein. Die Diät teilt sich in zwei Phasen, wobei die erste Phase die eigentliche Abnehmphase darstellt und für 14 Tage ausgelegt ist. In dieser Phase dürfen nur 600 - 800 kcal pro Tag aufgenommen werden und das in Form von drei Mahlzeiten. Der Diätplan ist an dieser Stelle sehr streng und fordert viel Disziplin, ihn umzusetzen und einzuhalten.

Natürlich ist dies eine enorme und nicht zu unterschätzende Belastung für den Körper und die Psyche, weshalb ein längerer Durchführungszeitraum nicht gesund ist. Wenn Sie jedoch zügig abnehmen wollen, Ihr Körper gesund und fit ist, kann es sich lohnen, die Abnehmphase der Thonon-Diät diszipliniert durchzuhalten, da sie wirklich effektiv ist.

Die zweite Phase der Thonon-Diät stellt die Stabilisierungsphase dar, deren Dauer sich nach der Anzahl der verlorenen Kilos des Körpergewichts richtet.

Die Stabilisierungsphase limitiert die tägliche Nahrungsaufnahme auf 1.200 - 1.500 kcal und soll hierdurch den Jo-Jo-Effekt verhindern. Innerhalb der Stabilisierungsphase werden Kohlenhydrate und Fette immer noch gering gehalten, während ein hoher Proteingehalt weiterhin bevorzugt werden sollte. Hierdurch hat die Stabilisierungsphase sehr viel weniger Risiken und Nebenwirkungen als die Abnehmphase und kann an sich als geeigneter Einstieg in eine gesunde Ernährungsumstellung gesehen werden.

Darüber hinaus kann mit der erhöhten Kalorienzufuhr in der Stabilisierungsphase nicht nur die körperliche Verfassung gestärkt werden, sodass Freizeitaktivitäten und auch leichter Sport wieder praktikabel werden, sondern auch die psychische Verfassung wird sich wieder wandeln und festigen, sodass gute Laune und vor allem auch die Freude über die verlorenen Kilos sich positiv auf das Gemüt auswirken.

Wer also nach einer schnellen Lösung für die letzten paar Kilos sucht, weil der Sommerurlaub zu plötzlich vor der Tür steht oder das Hochzeitskleid doch noch etwas zu eng sitzt, der hat mit der Thonon-Diät eine Lösung gefunden.

Herstellung und Verlag:

BoD – Books on Demand, Norderstedt

ISBN: 9783753495767

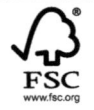